RÉSUMÉ

DES

SIGNES OPHTHALMOSCOPIQUES

ET

FONCTIONNELS

DES

Maladies Internes de l'Œil

PAR LE

Dᵣ Arthur KOHN

PARIS

TYPOGRAPHIE DE A. PARENT

Rue Monsieur-le-Prince, 29 et 31

1875

RÉSUMÉ

DES

SIGNES OPHTHALMOSCOPIQUES

ET

FONCTIONNELS

DES

Maladies Internes de l'Œil

PAR LE

Dr Arthur KOHN

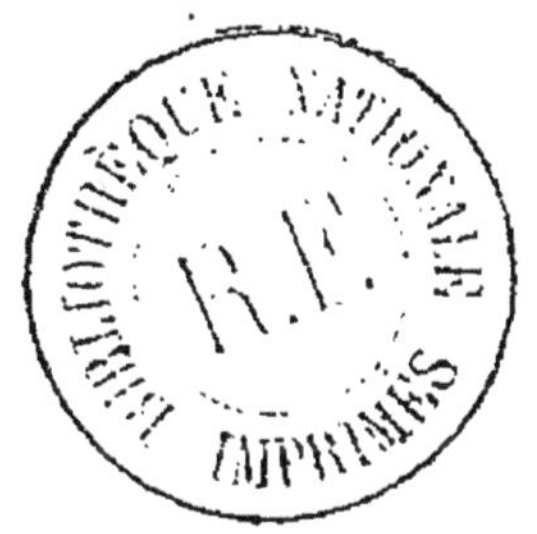

—————

PARIS

TYPOGRAPHIE DE A. PARENT

Rue Monsieur-le-Prince, 29 et 31

—

1875

RÉSUMÉ

DES

SIGNES OPHTHALMOSCOPIQUES

ET FONCTIONNELS

DES

Maladies Internes de l'Œil

HYPERMÉTROPIE

La papille est vue en se plaçant très-près de l'œil observé ; les vaisseaux se meuvent dans le même sens que l'observateur. Le degré d'hypermétropie est défini en faisant passer devant l'œil une série de verres convexes jusqu'à ce que l'on n'aperçoive plus les vaisseaux du fond de l'œil. Le numéro de ce dernier verre définit le degré d'hypermétropie.

MYOPIE

Impossibilité de voir le fond de l'œil de près. En s'éloignant de l'œil observé, à l'éclairage direct, l'on voit une image réelle (renversée) du fond de l'œil.

Les vaisseaux se meuvent en sens inverse de l'observateur.

ASTIGMATISME

L'observateur ne voit pas à la même distance les vaisseaux perpendiculaires et horizontaux dans l'œil observé. Déformation de la papille, qui est large dans le diamètre horizontal.

SUBLUXATION DU CRISTALLIN

Signes fonctionnels. — Tremblement de l'iris. Vision confuse. Chambre antérieure agrandie vers un de ses bords.

Ophthalmoscope. — On aperçoit, sur un côté de la papille, le bord opaque du cristallin.

LUXATION COMPLÈTE DU CRISTALLIN

Mêmes signes fonctionnels que dans la subluxation. En outre, diplopie monoculaire, vertiges, hypermétropie.

Ophthalmoscope. — On constate un demi-cercle noir divisant la papille en deux moitiés ; le fond de l'œil apparaît rouge au-dessus et au-dessous de la ligne circulaire noire.

CATARACTES

Capsulaire. — Teinte blanche nacrée irrégulière.

Lenticulaire.
- *Liquide*, lactescente, noyau flottant.
- *Molle*, blanchâtre, non lactescente, stries en forme de rayons.
- *Demi-molle*, teinte jaune ambrée au centre et symptômes précédents à la périphérie du cristallin.
- *Dure*, teinte jaune ambrée pouvant aller jusqu'au noir.

Zonulaire. — Après la dilatation de la pupille, l'observateur aperçoit une tache centrale ronde, opaque, nettement tranchée sur le fond rouge de l'œil.

Polaire postérieure. — Le déplacement du pôle postérieur se fait dans le sens opposé aux mouvements de l'œil.

Ophthalmoscope. — L'existence de la moindre opacité du cristallin dans le champ pupillaire se trahit par des stries noires.

HÉMORRHAGIE GÉNÉRALE DU CORPS VITRÉ

Signe fonctionnel. — Perte subite de la vision.

A l'éclairage latéral. — Teinte rouge sanguine.

Ophthalmoscope. — Le fond de l'œil ne peut pas être éclairé.

Phosphènes conservés.

FLOCONS DU CORPS VITRÉ

Signes fonctionnels. — Le malade voit une ou plusieurs taches mobiles, de formes variées, devant le champ pupillaire.

Éclairage direct. — Une ou plusieurs taches noires ou grisâtres mobiles dans l'intérieur de l'œil et qui passent devant le fond rouge de l'œil.

FLOCONS EN FORME DE TOILE D'ARAIGNÉE

Signes fonctionnels. — Le malade se plaint d'une toile d'araignée, de mouches devant l'œil dans toutes les positions.

Ophthalmoscope. — Filaments fins se croisant en tous sens, semblables à un réseau ; ce réseau se trouvant à des profondeurs différentes dans le corps vitré, il est nécessaire de se rapprocher et de s'éloigner pour les apercevoir.

SYNCHISIS ÉTINCELANT

Signe fonctionnel. — Brouillard devant les yeux.

Ophthalmoscope. — Dans le mouvement de l'œil, on voit passer devant le champ pupillaire des corpuscules étincelants-comme une pluie d'or ou d'argent.

CHOROÏDITE ATROPHIQUE DISSÉMINÉE

Signes fonctionnels. — Fatigue des yeux au travail, mouches ; en général, peu de signes fonctionnels, à moins que la maladie ne siége dans la macula ; alors l'acuité visuelle est affaiblie.

Ophthalmoscope. — Taches rondes blanches, entourées de noir. Vasa vorticosa par places dénudés. Papille congestionnée.

CHOROÏDITE ATROPHIQUE GÉNÉRALISÉE

Fatigue de la vue. Scotomes périphériques. Acuité visuelle diminuée.

Ophthalmoscope. — Plaques blanches très-larges avec dépôts pigmentaires. Ces plaques présentent des contours franchement accusés, tranchés ; elles sont sillonnées de vaisseaux.

DÉCHIRURE DE LA CHOROÏDE

Conséquence de traumatisme.

Ophthalmoscope. — On voit, à travers les lèvres de la déchirure, la sclérotique d'un blanc nacré, au-devant de laquelle passent les vaisseaux rétiniens.

COLOBOMA DE LA RÉTINE

Signes fonctionnels. — Champ visuel aboli dans la partie correspondante au coloboma.

Ophthalmoscope. — Tache blanche sur le fond rouge ressemblant à l'atrophie choroïdienne ; contours tranchés. Dépôts pigmentaires à la limite de la tache atrophique ; cette dernière s'étend de la périphérie vers la papille.

CHOROÏDITE SYPHILITIQUE

Signes fonctionnels. — Les troubles de la vision s'annoncent lentement. Portée de la vision au loin diminuée. Mouches volantes et brouillard. Toile d'araignée continuellement en mouvement. Photopsies. Héméralopie. Sensibilité pour la lumière. Rémittence dans les troubles visuels. Cécité périodique. Scotome annulaire. Champ visuel diminué concentriquement. Objets paraissent rapetissés. Photophobie et daltonisme.

Ophthalmoscope. — Flocons filiformes du corps vitré. Papille trouble, pâle. Taches exsudatives, entourées de pigment, plus nombreuses à la périphérie.

DÉCOLLEMENT DE RÉTINE

Généralement chez le myope.

Signes fonctionnels. — Perte subite d'une partie du champ visuel correspondant au décollement. Acuité visuelle sensiblement diminuée. Lorsque les objets paraissent brisés, le décollement s'étend dans la région de la macula. Le malade voit des étincelles ou éclairs lumineux. Au début de l'affection, tout est coloré en vert, bleu ou violet.

Ophthalmoscope. — Teinte blanche grisâtre avec reflets irisés, bleuâtres du fond de l'œil, dans la partie où siège le décollement. Vaisseaux tortueux, formant des crochets sur la partie décollée.

RÉTINITE PIGMENTAIRE CONGÉNITALE

Signes fonctionnels. — Héméralopie; débute pendant l'enfance. Rétrécissement concentrique du champ visuel. Acuité visuelle conservée. L'affection existe le plus souvent dans les deux yeux. Marche lente.

Ophthalmoscope. — Dépôts pigmentaires irréguliers, striés dans la rétine, plus épais vers l'ora serrata, semblables à une dentelle. Vaisseaux rétiniens très-petits. Papille rosée. Cataracte polaire postérieure existe assez souvent. Marche progressive de la maladie.

RÉTINITE PIGMENTAIRE SYPHILITIQUE

Signes fonctionnels. — Héméralopie. Champ visuel rétréci concentriquement. Troubles visuels. Photopsies. Cécité particlle des couleurs.

Ophthalmoscope. — Papille voilée. Taches pigmentaires disséminées en forme circulaire. Choroïdite atrophique disséminée. Flocons du corps vitré. Iritis quelquefois.

RÉTINITE ALBUMINURIQUE

Signes fonctionnels. — Affection binoculaire.

Ophthalmoscope. — Apoplexies de la rétine en forme linéaire. Exsudats blancs grisâtres dans le segment postérieur qui, se trouvant devant les vaisseaux rétiniens, les masquent complètement. Infiltration séreuse de la papille. Taches blanches en forme d'éventail dans la région de la macula.

RÉTINITE GLUCOSURIQUE

Signes fonctionnels. — Presbytie prématurée. Affection binoculaire. Acuité visuelle affaiblie. Troubles chromatiques. Photopsies.

Ophthalmoscope. — Papille normale. Hémorrhagies et exsudats à formes arrondies le long des vaisseaux. Cataracte.

RÉTINITE APOPLECTIQUE

Signe fonctionnel. — Trouble subit de la vue. Tout apparaît au malade coloré en rouge, bleu ou vert, lorsque c'est dans la macula.

Ophthalmoscope. — Taches rouges de formes et de grandeurs diverses et souvent entremêlées d'exsudations.

APOPLEXIE DE LA MACULA

Signe fonctionnel. — Perte subite de la vision centrale.

Ophthalmoscope. — Infiltration séreuse dans la macula. — Apoplexie.

EMBOLIE ARTÈRE CENTRALE

Signes fonctionnels. — Perte monoculaire de la vision subitement. Cécité absolue (monoculaire). Retour de la perception lumineuse après quelques jours par la partie excentrique.

Ophthalmoscope. — Papille nuageuse. Au début de l'affection, la rétine, sur une grande étendue, paraît opalescente. Tache rouge dans la macula. Veines volumineuses et tortueuses. Vaisseaux centraux sur la papille, filiformes. Quelques branches exsangues.

EMBOLIE PARTIELLE

Signe fonctionnel. — Le champ visuel correspondant à l'embolie est perdu.

Ophthalmoscope. — Artères très-fines ou complètement disparues. La rétine est opalescente dans la partie voisine de l'artère ; le reste de la rétine est normal.

NÉVRITE OPTIQUE

Signes fonctionnels. — Mydriase. L'affection se déclare lentement. Champ visuel périphérique longtemps intact. Acuité visuelle diminuée. Elle est binoculaire lorsque c'est une cause cérébrale ; monoculaire, si c'est une affection orbitaire ou syphilitique.

Ophthalmoscope. — La papille paraît plus large qu'à l'état normal. Infiltration péripapillaire. Proéminence de la papille en avant. Teinte grise blanchâtre. Au début, les capillaires sont très-développés. Veines grosses et variqueuses. Exsudations. Apoplexie dans le voisinage de la papille. La rétine est saine dans la périphérie.

NÉVRO-RÉTINITE

Signes fonctionnels. — Mydriase moins prononcée que dans la névrite optique. Mêmes troubles fonctionnels que dans la névrite optique.

Ophthalmoscope. — Infiltration des bords de la papille et sur une grande étendue de la rétine. Apoplexies nombreuses.

EXCAVATION GLAUCOMATEUSE DE LA PAPILLE

Signes fonctionnels. — Champ visuel interne diminué. La diminution de l'acuité visuelle ne vient que très-tard.

Ophthalmoscope. — Double contour de la papille avec dépression au centre. Papille blanche nacrée. Artères petites. Veines engorgées. Vaisseaux formant un crochet ou solution de continuité sur la papille. Pulsation spontanée de l'artère centrale.

EXCAVATION PHYSIOLOGIQUE DE LA PAPILLE

Ophthalmoscope. — La papille est blanche sur sa partie centrale et normale à sa périphérie. Les vaisseaux sur la papille ne sont pas diminués de volume. Il n'existe généralement pas de crochets des vaisseaux sur la papille, et, lorsqu'ils existent, ils sont peu prononcés.

ATROPHIE DE PAPILLE (ATAXIQUE)

Signes fonctionnels. — Myosis. Brouillard. Diminution concentrique du champ visuel périphérique; Le malade ne distingue pas les couleurs rouge et verte. Cécité, il marche la tête haute, en ayant l'air de chercher la lumière.

Ophthalmoscope. — La papille est blanche, nacrée, à contours réguliers. Les vaisseaux conservent longtemps leur volume. Absence de capillaires sur la papille.

ATROPHIE DE PAPILLE PAR NÉVRITE OPTIQUE

Les signes fonctionnels sont les mêmes que dans l'atrophie ataxique.

Ophthalmoscope. — La papille est blanche, avec les bords irréguliers, déchiquetés. Cercle blanchâtre entourant la papille.

TUMEURS

SARCOME DU CERCLE CILIAIRE

Signes fonctionnels. — Marche lente. Le malade s'aperçoit d'un voile opaque, qui lui descend de la partie supérieure du champ visuel.

Ophthalmoscope. — Tache noire opaque à forme arrondie, qui se voit derrière l'iris, dans le champ pupillaire. Complications. Décollement de la rétine, puis glaucôme.

CYSTICERQUE

Signes fonctionnels. — Le trouble de la vue est graduel. Vue voilée. La maladie étant plus avancée, il y a trouble de la vision centrale, au point de ne rien distinguer.

Ophthalmoscope. — Opacités dans le corps vitré. Masse blanc bleuâtre, généralement à forme ovoïde allongée, et rétrécie à l'une de ses extrémités correspondant à la tête de l'entozoaire, et susceptible quelquefois de mouvements.

OPHTHALMIE SYMPATHIQUE

Signes fonctionels. — Annoncée par une sensibilité à la lumière. Mouches. Portée de la vision diminuée. Photophobie. Larmoiement, puis vision centrale affaiblie. Photopsies.

Ophthalmoscope. — Trouble du corps vitré. Papille nuageuse.

AMBLYOPIES SANS LÉSIONS

AMBLYOPIE TOXIQUE

Signes fonctionnels. — Affection binoculaire. Trouble de la vue arrivant brusquement et restant stationnaire. Le malade lit à peine le n° 6 de l'échelle typographique. Les personnes et objets revêtent une teinte livide. Hallucination de la vision. Brouillard moins épais le matin. Perversion de la faculté chromatique (confusion de la monnaie d'or et d'argent).

Ophthalmoscope. — Le fond de l'œil est normal.

AMBLYOPIE HYSTÉRIQUE

Signes fonctionnels. — L'œil gauche est généralement amblyopique. Hémiopie latérale interne. L'acuité visuelle est affaiblie au point de ne pouvoir compter les doigts.

Ophthalmoscope. — Aucune lésion dans le fond de l'œil.

AMBLYOPIE GLYCOSURIQUE

Signes fonctionnels. — Souvent scotôme central ; quelquefois rétrécissement du champ visuel sous forme d'hémiopie. Le malade distingue les couleurs.

Ophthalmoscope. — Pas de lésions dans le fond de l'œil.

Analyse des urines.

HÉMIOPIE

Signes fonctionnels.— Impossibilité de se conduire, surtout le soir. Vision centrale conservée. Absence de la moitié du champ visuel suivant une ligne verticale légèrement inclinée, soit à droite, soit à gauche.

Ophthalmoscope. — Pas de lésions dans le fond de l'œil.

AMBLYOPIE ET AMAUROSE SIMULÉE

Signes fonctionnels. — La pupille se dilate et se contracte sous l'impression de la lumière ; l'usage d'un verre prismatique de 15 degrés avec la base tournée en haut ou en bas placé devant l'œil sain, l'autre œil étant ouvert, produira une diplopie si l'amaurose est simulée.

Ophthalmoscope. — Pas de lésions dans le fond de l'œil.

A. Parent, imprimeur de la Faculté de Médecine, rue Mr-le-Prince

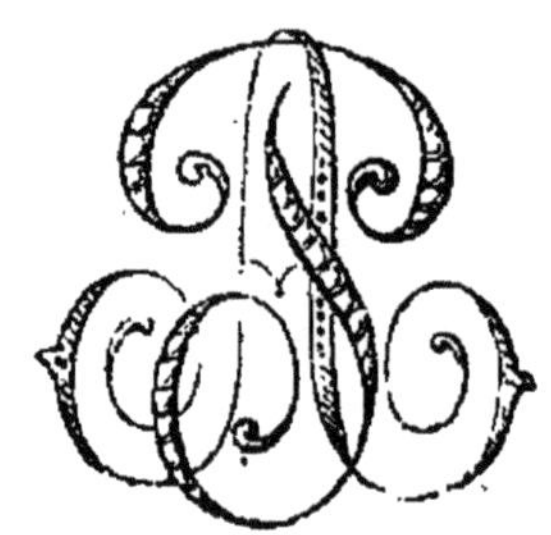